I0788080

COMO HACER UNA DESINTOXICACIÓN NATURAL COMPLETA

ELIMINA LAS TOXINAS DE TU HÍGADO, DESINTOXICAR TU CUERPO ANTES DE INICIAR UNA DIETA, EXPULSA EL TABACO DE TUS ARTERIAS

Jessy M. Brown

Derechos de autor 2019© Jessy M. Brown

Todos los derechos reservados. Ninguna parte de esta publicación puede ser reproducida o distribuida en ninguna forma ni por ningún medio, electrónico o mecánico, incluyendo fotocopias, grabaciones, o por ningún sistema de almacenamiento o recuperación de información, sin el consentimiento previo por escrito de los autores.

Primera Edición

Índice

Introducción: La dieta de la desintoxicación

La desintoxicación ocurre diariamente en nuestros cuerpos

Nuestros órganos internos, el colon, el hígado y los intestinos, ayudan a nuestros cuerpos a eliminar la materia tóxica y dañina de nuestro torrente sanguíneo y tejidos. A menudo, nuestros sistemas se sobrecargan de residuos.

El mismo aire que respiramos, y todos sus contaminantes, se acumulan en nuestros cuerpos.

Los alimentos sobreprocesados y los contaminantes ambientales de hoy en día pueden fácilmente abrumar nuestros delicados sistemas y hacer que la materia tóxica se acumule en nuestros cuerpos.

Las dietas de desintoxicación están

diseñadas para ayudar a su cuerpo a deshacerse de la acumulación de materia tóxica y a perder peso.

Si usted se siente lento, tiene resfriados frecuentes, problemas digestivos o simplemente no se siente lo mejor posible, puede tener un problema de toxicidad. Una dieta de desintoxicación le ayudará a limpiar la materia dañina de su cuerpo y perder peso.

Una dieta de desintoxicación ayudará a su cuerpo al aumentar la resistencia y la energía, haciendo que el proceso digestivo sea más fácil.

Ayudará a aumentar la claridad mental y a disminuir las alergias. La mayoría de las dietas de desintoxicación no incluyen alimentos raros o poco saludables, simplemente alimentos frescos e integrales como frutas y verduras. Coma mucha fruta fresca, excepto toronja. Las enzimas en la toronja interfieren con el funcionamiento adecuado de las enzimas en el hígado, por lo que no deben usarse durante las dietas de desintoxicación.

Las toronjas no deben consumirse durante los programas de desintoxicación, pero son ideales para cualquier otro momento.

Las verduras frescas también son excelentes en la dieta de desintoxicación

Las mejores verduras para desintoxicar son el brócoli, el ajo, las alcachofas, la remolacha, la coliflor y las verduras rojas y verdes. Evite los productos de maíz, ya que el maíz a menudo contiene alérgenos. El arroz también es aceptable en una dieta de desintoxicación, y los frijoles, nueces y semillas también son excelentes.

Beba mucha agua

Usted necesita alrededor de 6 a 8 vasos al día para ayudar al cuerpo a eliminar las toxinas. Un cuerpo hidratado ayuda a que los órganos de su cuerpo funcionen de manera óptima. Beba mucha agua pura y cristalina.... tan pura como pueda.

Un simple plan de dieta de desintoxicación

Un simple plan de dieta de desintoxicación puede implicar no consumir carne durante un par de días. Para un plan más detallado, consulte a un profesional sobre qué comer en cada comida durante el período de desintoxicación. Manténgase alejado de las carnes durante su programa de desintoxicación.

Usar un plan de dieta de desintoxicación puede ayudar a maximizar su salud, reducir su peso y ayudarle a sentirse más enérgico y descansado.

La verdad, en cuanto a la desintoxicación del cuerpo que se hace en una clínica o incluso en un spa, es que le costará una buena cantidad de dinero. De hecho, una estancia en una clínica de desintoxicación puede llegar hasta los diez mil dólares, dependiendo de los métodos y tratamientos utilizados. Así que en lugar de gastar tanto dinero en una clínica o incluso en un spa, la mayoría de las personas prefieren la desintoxicación domiciliaria como una solución alternativa y efectiva que es barata y que también hace el trabajo.

La desintoxicación casera simple significa controlar lo que usted come y bebe. Afortunadamente no es un proceso muy exigente ya que no hay procedimientos médicos involucrados. Sin embargo, la desintoxicación en el hogar permite que el cuerpo se limpie y al comer dietas especiales y complementarlas con terapias naturales usted puede experimentar una serie de beneficios mientras no hay efectos secundarios de los que preocuparse.

Pruebe una dieta de desintoxicación durante unos días. Se sorprenderá de lo ligero que se sentirá!

Beneficios de la desintoxicación

Parece ser un poco desagradable cuando te estás desintoxicando o limpiando.

Su cuerpo muestra algunos signos de que usted ha acumulado toxinas. Estas toxinas pueden afectar el estado físico y la salud de todo su cuerpo. Hay momentos en los que te sientes perezoso y estresado. Su cuerpo puede experimentar dolor continuo, diarrea, estreñimiento y sensación de torpeza. El aumento rápido de peso y la incapacidad para perder el exceso de peso también pueden ser signos de tener toxinas en el cuerpo.

Además, las toxinas que se encuentran en el cuerpo se encuentran y almacenan en las células grasas. Para los estadounidenses que están comiendo la dieta estadounidense habitual, una persona puede eventualmente consumir

70 trillones de botes de basura por cada celda! Al desintoxicar su cuerpo y limpiar la basura no deseada de sus células, debe prestar atención a sus órganos de eliminación.

Hay órganos particulares en su cuerpo que se ocupan del manejo de los desechos celulares

Estos órganos juegan un papel importante en el proceso de desintoxicación para un cuerpo sano y en forma.

1) Su hígado es el órgano que recicla los químicos no deseados en el cuerpo. Clasifica las toxinas y las envía al órgano adecuado para su eliminación, durante el proceso de circulación. Los principales órganos de eliminación respaldarán el hígado para que estas toxinas se almacenen y luego se eliminen.

2) Las glándulas linfáticas también juegan un papel importante en la eliminación de las toxinas. Una red de tubos saca el exceso de desechos de las células del cuerpo y los lleva a los órganos de eliminación final. El apéndice, el timo, las amígdalas y el bazo son las principales glándulas linfáticas que ayudan a los principales órganos del cuerpo en la limpieza y desintoxicación.

3) Los riñones ayudan en el manejo del agua del cuerpo. Son los que mantienen la buena química de la sangre alcalina eliminando los residuos ácidos disueltos. Usted puede ayudar a que sus riñones funcionen muy bien tomando mucha agua. Es mucho mejor si usted bebe jugos alcalinos frescos y agua purificada. Usted puede tomar 1/2 onza de alcalina todos los días para ver resultados positivos en su peso corporal.

4) Los pulmones son los órganos que mantienen la sangre purificada. Permiten que el oxígeno vaya directamente al torrente sanguíneo. También es responsable de eliminar los gases residuales que se encuentran en cada célula del cuerpo. La respiración profunda y el aire fresco son muy útiles para mantener los pulmones sanos y libres de toxinas. Si usted está en un área urbana, se recomienda que encuentre un área rica en oxígeno donde pueda realizar la respiración profunda.

5) El colon es el órgano de manejo de desechos sólidos en su cuerpo. Los médicos han encontrado muchas personas que pueden tener hasta 80 libras de moco y desechos sólidos similares al caucho que se encuentran en las paredes del colon. Desintoxicar y limpiar el colon puede ser algo muy difícil de hacer. Sin embargo, tener un colon libre de desechos ciertamente puede proporcionarle buenos beneficios de tener un cuerpo limpio y saludable.

Ejercicio regular para caminar

Si usted está experimentando algunos signos/efectos secundarios de la desintoxicación, puede tratar de hacer un ejercicio regular para caminar. El ejercicio es una buena clave para tener un cuerpo sano y en forma.

Beba mucha agua con limón

Muchos médicos especialistas en dietas también sugieren que beba mucha agua con limón. Esta es una manera efectiva de mantener una muy buena circulación y puede aumentar la tasa de desintoxicación dentro del cuerpo.

La desintoxicación es un factor importante para tu belleza

¿Dónde está ese producto maravilloso que podría revivirte?

¿Cuántas veces tu cerebro se ha sentido tan lento que ni siquiera puedes pensar con claridad?

¿Cuántas veces te has sentido tan cansado que hasta subir un solo tramo de escaleras te cuesta mucho?

¿O qué hay de esos momentos en los que te sentías tan "desagradable" que ni siquiera tu mejor traje puede levantar tu ánimo?

Has probado todos los trucos conocidos para mantenerte en forma y has buscado en todos los estantes del pasillo de la salud y la belleza ese producto maravilloso que podría revivirte, pero que aún así no ha servido de nada.

¿Por qué no intentas mirar en casa y en la sección de productos de tu tienda de comestibles?

¿De qué estoy hablando? Estoy hablando de desintoxicación.

La desintoxicación no es simplemente cubos de sudor en el piso del gimnasio, o morirte de hambre!

Es un enfoque holístico de la salud y la belleza. Abarca desde la dieta y la forma física, hasta la sensación de bienestar. Pruébalo por un fin de semana y comienza la nueva semana con un renovado y más revivido. Desintoxicar su camino hacia la salud y la belleza es posible con algunas cosas que usted podría encontrar convenientemente en su casa. Con una esponja o un pincel, velas perfumadas, aceites aromáticos, té de hierbas y un fin de semana libre, "tiempo para mí", todo está listo para rejuvenecerse y renovarse.

Un fin de semana de "Tiempo para mí

Empieza un viernes:

Coma ligero (piense en ensaladas y frutas).

Piensa en ensaladas y frutas!

Beba mucha agua durante todo el día.

Por la noche, seque lentamente - masajéese con una esponja o cepille con pinceladas lentas y largas. Muévase en una dirección: hacia arriba y hacia su ingle. Refrésquese con té o agua, y luego sumérjase en un baño de agua tibia y gotas de aceite de baño aromático. Encienda algunas velas perfumadas mientras agrega gradualmente agua fría en media hora, hasta que su baño se enfríe un poco. Este es el comienzo de su nueva rutina de salud y belleza. Este proceso se realiza para la estimulación de los vasos sanguíneos.

Séquese y vístase abrigadamente para ir a la cama.

Comienza al día siguiente:

Beba agua caliente con limón. Salga a caminar mientras respira profundamente. Date un baño de vapor o vete a nadar. También puede pedirle a su pareja o terapeuta que le dé un masaje. Una vez más, termine su régimen de desintoxicación de salud y belleza con un cepillo de masaje seco y un baño.

Pase el domingo haciendo todo el proceso, pero añada otro

Actividad:

Haga una lista de personas o cosas, como su trabajo, que son tóxicas para usted. Evalúe cómo debe tratarlos para disminuir su efecto tóxico. Después de esto, mímese o haga ejercicios de meditación. Sin embargo, recuerde que puede experimentar sudoración excesiva, dolores de cabeza leves y erupciones cutáneas. Estos son signos de que su cuerpo está liberando toxinas y que son temporales.

La desintoxicación es efectiva, segura y lo suficientemente barata como para formar parte de su rutina semanal de salud y belleza. Sólo recuerde evitar esto durante su período, el embarazo y la enfermedad.

Por último, hable con su médico si encuentra algún problema mientras se desintoxica.

Cómo la desintoxicación, ayuda a tu salud en general

Los niveles de toxinas están aumentando a tasas alarmantes día a día

Basta con considerar el creciente número de problemas de salud (como el cáncer, las enfermedades cardiovasculares, la obesidad, los dolores de cabeza, la fatiga, la tos persistente, el estreñimiento, las alergias, etc.) en el mundo de hoy. Las toxinas existen tanto externa (fuera de nuestro cuerpo) como internamente (dentro de nuestro cuerpo) A través de los alimentos, las toxinas existen cuando hay productos químicos, pesticidas, adictivos a los alimentos o drogas. A través del medio ambiente, la contaminación del aire y del agua son las principales áreas de toxinas. Obtenemos estas toxinas externas cuando comemos, respiramos o tocamos.

Internamente, nuestros cuerpos producen toxinas como una función diaria normal. Por ejemplo, transpirar y limpiar nuestros intestinos son importantes funciones de eliminación. Un cuerpo se descompone cuando no puede manejar bien los procesos normales de eliminación, debido a una sobrecarga de toxinas. Esto es también cuando el cuerpo se vuelve susceptible a las bacterias, levaduras y parásitos que entran en él.

Los resultados son infecciones y enfermedades, y la incapacidad del cuerpo para hacer frente a ellas.

Para ayudar a lograr una mejor salud, es importante, por lo tanto, para desintoxicar y limpiar

Cuánto deseas desintoxicar depende realmente de ti mismo y de cuán "limpio" quieras que esté tu cuerpo. De hecho, cualquier cambio simple en su dieta que prevenga y elimine la acumulación de toxinas es útil. Por ejemplo, beber ocho vasos de agua filtrada es algo fácil de hacer todos los días.

También se pueden hacer otros cambios en la dieta, como comer más verduras de hoja verde y alimentos ricos en fibra. Las lechugas son una "maravilla" verde, llena de nutrientes. ¡Come muchas ensaladas!

Una medida más drástica de la limpieza de su cuerpo es hacer ayuno completo

El ayuno completo ayuda a dar a los órganos de su cuerpo un descanso muy necesario. De hecho, Hipócrates (el "Padre de la Medicina Moderna") creía que el cuerpo no sólo necesita descanso físico, sino también químico. El descanso químico se refiere a la retención de alimentos, dando así a los órganos del cuerpo la oportunidad de descargar los productos de desecho acumulados y así limpiarse a sí mismos.

Sin embargo, antes de embarcarse en un régimen serio de desintoxicación o limpieza, se recomienda que busque asesoramiento profesional. La desintoxicación excesiva también puede ocurrir en algunos casos, cuando algunas personas llegan a extremos y los nutrientes esenciales del cuerpo se pierden.

¿Te sientes perezoso?

No encontrar la causa subyacente y el tratamiento puede ser un peligro para su salud.

Me atrevería a suponer que la mayoría de la población se siente un poco lenta de forma regular. Si uno pasa por esta condición durante mucho tiempo, puede comenzar a sentir que esto se ha convertido en una situación normal para usted y se acostumbra a ella.

Pero no encontrar la causa subyacente y el tratamiento puede ser un peligro para su salud. Si usted se siente lento, entonces es una señal de advertencia de que algo no está bien, y una investigación inmediata está en orden, en cuanto a la causa. Puede haber muchas razones diferentes para esta condición. Muchas de las cosas que hacemos a diario envenenan absolutamente nuestro sistema. Si usted es fumador, definitivamente necesita desintoxicarse. A medida que pasa el tiempo con muchos o varios programas de desintoxicación, es posible que haya llegado a un punto en el que pueda dejar de fumar más fácilmente.

Aquí están algunas de las causas de la lentitud

1) La dieta es de gran importancia. Con todos los pesticidas y productos químicos en nuestros alimentos hoy en día y un suelo deficiente en nutrientes, puede ser difícil obtener los nutrientes que necesitamos para llevar una vida saludable. Es posible recuperar la buena salud cambiando su dieta por alimentos orgánicos que incluyen comer más frutas y verduras crudas y menos alimentos cocinados y productos de azúcar.

Usted puede considerar la posibilidad de tomar buenos suplementos para obtener nutrientes que de otra manera no obtendría. Usted puede argumentar que los alimentos orgánicos son tan caros, pero considere esto; usted puede ahorrar unos cuantos dólares en alimentos empacados más baratos que pueden estar cargados con conservantes, nitratos, etc., pero ¿cuál es el valor de su salud?

¿Cuánto tiempo espera que su cuerpo funcione correctamente si le pone combustible degradado? Ya has visto lo que puede hacerle a un coche. Lo mismo sucede con tu cuerpo. Si miras de cerca a las celebridades de aspecto saludable que están en forma, tienen un secreto que tú no tienes. Siendo que sus ingresos dependen de su personalidad y buen aspecto, se ven obligados a renunciar a las dietas habituales del estadounidense promedio. Se ejercitan, comen porciones más pequeñas e incluyen muchos más alimentos crudos, además beben mucha agua y esto trae a colación el siguiente tema.

2) *¡Deshidratación!*, Aproximadamente el 80% de los estadounidenses están semideshidratados y ni siquiera lo saben. Sin este precioso líquido, nuestros cuerpos (que son 2/3 de agua) no pueden funcionar correctamente. La deshidratación por sí sola puede causar pereza. Si usted está deshidratado, eso significa que el nivel del agua en su cuerpo está por debajo de lo normal para un funcionamiento adecuado. El manejo para esto es para aumentar su ingesta de líquidos. Lo mejor es sólo agua pura, unas 8 tazas al día. Si beber tanta agua le parece demasiado difícil, puede aumentar su consumo de agua con tés verdes o de hierbas.

Estos tés tienen un efecto beneficioso en que, así como el aumento de la ingesta de agua, también proporcionan antioxidantes que ayudan a su sistema inmunológico. Así que beba y siéntase mejor!

3) A través de una dieta pobre, falta de ejercicio, virus, bacterias y parásitos, pueden ocurrir problemas digestivos. Aquí tenemos toda una serie de problemas que resolver. Si su cuerpo es tóxico, entonces su hígado y sus riñones pueden estar sobrecargados. Puedes manejar mucho de esto con una limpieza de hígado y riñón.

Lidiando con los parásitos

Los parásitos pueden residir en cualquier órgano principal del cuerpo y causar más problemas que la lentitud. Maneje la infestación de parásitos primero, posiblemente usando una solución herbal encontrada en su tienda local de alimentos saludables, seguida de una limpieza de riñón, y luego una limpieza de hígado y colon. Este es un curso recomendado por la Dra. Hulda Clark. Hay muchas limpiezas diferentes que puedes hacer. Para encontrar el que es adecuado para usted, vaya en línea y el tipo en el hígado o el riñón limpiar y comprobar cuidadosamente lo que es adecuado para usted.

4) Otras formas de desintoxicación son el ayuno y los enemas.

- El ayuno es una técnica de curación natural de siglos de antigüedad que funciona muy bien cuando se hace correctamente.
- Los enemas de café o de limón son excelentes para limpiar el colon de heces viejas o impactadas.
- Ciertas hierbas también pueden ser útiles para limpiar el colon, como la cáscara sagrada (con moderación), el aloe vera, la linaza y la frambuesa roja.
- Consiga mucha fibra (con mucha agua). Esto ayuda a mantenerte regular.

• Un colon demasiado tóxico puede eventualmente poner impurezas en el torrente sanguíneo y esto definitivamente lo hará sentir perezoso.

5) Ha habido mucha controversia a lo largo de los años sobre el exceso de mercurio en sus dientes. Un dentista me dijo una vez que si miras dentro de tu boca, los empastes que tienes pueden parecer lisos por fuera, pero si pudieras mirar por debajo de los empastes es una historia muy diferente. Se ve muy irregular y los metales pueden estar filtrándose en su sistema.

El mercurio en el sistema es el metal no radiactivo más tóxico del cuerpo y aproximadamente la mitad de los empastes de plata son de mercurio. Se puede presentar una variedad de problemas de salud, como daño cerebral, renal y pulmonar, e incluso se ha relacionado con el autismo. Usted puede ser examinado por toxicidad de metales a través de un análisis de cabello y orina.

- Si el resultado de la prueba es positivo, es posible que desee considerar la posibilidad de retirarlos y reemplazarlos con empastes de oro.
- Sin embargo, incluso después del reemplazo, puede tomarle meses al cuerpo excretar estas toxinas.
- Investigue y busque un dentista con una excelente reputación, que haya realizado empastes de reemplazo. (Para un dato interesante, un amigo me dijo que su madre había sufrido dolores de cabeza durante 20 años y que después de que le cambiaron todos los empastes, ya no tenía dolores de cabeza).

6) Una tecnología relativamente nueva

ha salido para desintoxicar el cuerpo, y eso es con un pediluvio iónico. Pones los pies en una bañera de agua tibia con un poco de sal marina. Los pediluvios iónicos funcionan enviando una pequeña corriente que va en un circuito a través del cuerpo y genera iones cargados positivamente.

La alta concentración del campo de iones se adhiere a las toxinas cargadas negativamente, neutralizándolas, y el cuerpo es entonces capaz de desecharlas a través de los aproximadamente 2000 poros que se encuentran en la planta de sus pies. Entonces podrá experimentar el correcto equilibrio ácido-alcalino del pH tal y como la naturaleza se lo ha propuesto. Es indoloro y tarda unos 30 minutos. El agua cambiará de color de acuerdo a la toxicidad del cuerpo, y también por la dureza o suavidad del agua, dondequiera que se encuentre, geográficamente.

Indicadores de acuarela para la desintoxicación de los órganos del cuerpo

- Negro o marrón, el hígado.
- Naranja; los porros.
- Verde oscuro; la vesícula biliar.
- Verde amarillento; los riñones o el tracto urinario.
- Espuma blanca; los ganglios linfáticos drenando.
- Manchas rojas; material de coágulo de sangre.
- Manchas negras; metales pesados.

Además, se han realizado estudios independientes que muestran los niveles de moco, metales pesados y grasa en el agua después de 30 minutos.

Ayude a eliminar esa sensación de lentitud y fatiga

Como puede ver, hay muchas cosas que puede hacer para ayudar a eliminar esa sensación de lentitud y fatiga. Pero como

siempre, consulte a su médico antes de
realizar cualquier programa de
desintoxicación.

Diferentes tipos de limpiezas de desintoxicación

Regímenes Su cuerpo debe limpiarse naturalmente, pero las dietas de hoy en día hacen que el proceso sea difícil

Muchos recurren a la limpieza interna del cuerpo para eliminar los productos de desecho y las toxinas. Un tratamiento de desintoxicación está diseñado para ayudar al cuerpo a eliminar las toxinas almacenadas y fortalecer los órganos involucrados en este proceso.

Limpieza de colon

La limpieza de colon ayuda a limpiar el órgano que asiste al cuerpo en la eliminación de desechos. Un colon sucio puede llevar a una acumulación de toxinas en el cuerpo y a una enfermedad. Mediante el uso de tratamientos a base de hierbas o la terapia de irrigación, una limpieza del colon elimina las toxinas y ayuda a que el tracto intestinal funcione correctamente. Es esencial hacer esta limpieza primero, para que los residuos producidos por otros procedimientos de desintoxicación puedan ser eliminados eficientemente.

Limpieza de los riñones

Sus riñones limpian alrededor de 200 pintas de sangre diariamente. Una limpieza renal ayudará a que sus riñones funcionen más eficientemente. Por lo general, implica consumir una gran cantidad de agua o jugo y luego eliminarlo todo para eliminar los riñones.

Limpieza del Hígado

Su hígado completa alrededor de dos docenas de procesos para el cuerpo, diariamente, y la limpieza de este importante órgano ayuda al hígado a ayudar al sistema inmunológico y apoyar las funciones digestivas del cuerpo. Hay varios suplementos y programas de purga hepática disponibles.

Limpieza Pulmonar

La limpieza de los pulmones también es importante para una buena salud. Las dietas americanas altas en productos lácteos a menudo producen tejido graso pulmonar. La limpieza de los pulmones alivia este problema.

Limpieza de la piel

Finalmente, una limpieza de la piel libera las toxinas alojadas en las capas de grasa justo debajo de la piel. La mayoría se realizan con hierbas, saunas y cámaras de sudación.

"Limpio" y Funcionando Suavemente

Limpiar su cuerpo de toxinas es una gran manera de mantener sus sistemas "limpios" y funcionando sin problemas. Los resultados valen la pena:

Mejora el sistema inmunológico

Tez más clara de la piel

Dormir mejor

Curación del acné

Curación del estreñimiento

Desaparición de olores corporales desagradables

… ¡Sólo por nombrar algunos! En resumen, se sorprenderá de las condiciones que se aclararán!

Aquí tiene ideas para una dieta de desintoxicación.

Hay varios tipos de dietas de desintoxicación

Hay algunos en los que sólo se pueden comer frutas y verduras. Aquellos en los que sólo se pueden comer alimentos "limpios" y aquellos en los que sólo se puede beber zumo de frutas y verduras e incluso los más extremos en los que sólo se puede beber agua.

También puede hacer limpiezas especializadas diseñadas específicamente para ciertas áreas del cuerpo, por ejemplo, el hígado, los riñones, la sangre o los pulmones. Sin embargo, la mayoría de las dietas de desintoxicación sólo involucran la limpieza de todo el cuerpo.

Una muestra de una dieta de desintoxicación de siete días que puede probar

En primer lugar, es importante que usted tenga evacuaciones intestinales regulares durante una desintoxicación porque esto disminuirá la probabilidad de que las toxinas sean reabsorbidas por el cuerpo. Una buena manera de asegurarse de eliminar regularmente es tomar 2 cucharadas de semillas de lino molidas en agua de limón por la mañana y beber agua de limón durante todo el día. Las semillas de lino proporcionan al cuerpo fibra y el agua de limón tiene un efecto ligeramente laxante.

También es importante beber suficientes líquidos en una limpieza. Usted debe tratar de incluir por lo menos 8 vasos de agua al día para asegurarse de que está permitiendo que las toxinas sean eliminadas.

Un menú de muestra de una dieta de desintoxicación.

Esta es una dieta que permite algo de comida, ya que tiende a ser más fácil para los principiantes.

Recuerde, usted puede modificar esto para que se ajuste a sus necesidades y preferencias.

EN VUELTA

1/2 limón exprimido en un vaso de agua tibia

1 cucharada de arcilla bentonítica y 1 cucharada de semillas de lino molidas en un vaso de agua

DESAYUNO

Batido de desayuno a base de pera, leche de arroz y polvo de proteína de arroz

Suplementos: Vitamina C

BOCADILLOS

Jugo de manzana diluido con agua

Agua

Caldo de verduras

Suplementos: cardo mariano

Palitos de apio y hummus

ALMUERZO

Sopa de verduras con trozos hecha con caldo de verduras y su selección de verduras

Brócoli al vapor con semillas de ajonjolí y remolacha espolvoreadas con jugo de limón sobre arroz integral

Salsa de manzana

Suplementos: Multivitamínico

BOCADILLOS

Té de raíz de diente de león

Palitos de zanahoria con salsa de hummus

Agua

Suplementos: Cardo Lechoso

CENA

Lentejas al curry sobre quinua

Ensalada con verduras mixtas, pimientos rojos, alcachofas y brotes rociados con aderezo para ensalada de ajo, zumo de limón y aceite de oliva.

Caldo de verduras

ANTES DE IR A LA CAMA

1 cucharada de arcilla bentonítica y 1 cucharada de semillas de lino molidas en un vaso de agua

Esto puede ser seguido hasta por siete días.

Relájese y disfrute de su tiempo de limpieza, y recuerde tener cuidado, porque aunque debe esperar sentirse lento y ligeramente enfermo, si se siente muy enfermo o fatigado, comuníquese con su médico.

Un Plan Adicional

Un plan de dieta de desintoxicación no está dirigido a la pérdida de peso

Su objetivo es limpiar y revitalizar el cuerpo combinando alimentos orgánicos naturales, hierbas y ejercicios simples para purgar el cuerpo de toxinas acumuladas. Con el tiempo, el consumo de alimentos procesados, alimentos no vegetarianos y azúcares conduce a la obstrucción de las paredes internas del colon con desechos.

Esto resulta en una sobrecarga de los órganos de limpieza interna como el hígado y los riñones. Se vuelven lentos, permitiendo que las toxinas y bacterias vuelvan a entrar al sistema circulatorio en lugar de ser eliminadas totalmente a través de las heces, la orina o el sudor.

Estas toxinas producen fatiga,

infecciones de la piel y otros órganos, migrañas, flatulencia, acidez estomacal, estreñimiento y muchas otras enfermedades graves. Un plan de dieta regular de desintoxicación puede librar al cuerpo de las toxinas acumuladas y conducir a una vida activa y libre de enfermedades. La desintoxicación no es apropiada para los niños! Sin embargo, una dieta excelente llena de los alimentos naturales que se encuentran en una dieta de desintoxicación, ¡SON muy apropiados!

Plan de desintoxicación de 1 día

Esta dieta no es para diabéticos, pacientes con presión arterial baja, anoréxicos o adolescentes, ya que no proporciona suficiente combustible para sus actividades físicas. Puede ser una dieta de una semana de líquidos, frutas y verduras orgánicas crudas para limpiar el sistema.

Vuelva a introducir gradualmente otros alimentos, pero absténgase de consumir alimentos no vegetarianos y procesados. Ciertas hierbas naturales también pueden ser utilizadas. Esta es una manera simple y rápida de revitalizar su sistema, después de una borrachera o un exceso de indulgencia.

MAÑANA

> Un vaso de jugo de granada (el antioxidante natural más poderoso).

> Algunas almendras (fuente de aceite y proteínas).

> Refrigerio de media mañana

> Un tazón de arroz integral (fuente de vitaminas y minerales en carbohidratos.

> Un poco de tofu (proteína).

> Almuerzo

> Un vaso de zumo de granada.

> Una gran porción de ensalada verde mezclada (proporciona nutrientes esenciales y a granel) rociada con una cucharadita de aceite de oliva o vinagre.

> Merienda del mediodía

➢ Un vaso de jugo de granada.
➢ Un puñado de almendras.
➢ Cena
➢ Un vaso de jugo de granada.
➢ Un gran tazón de arroz integral.
➢ Beba por lo menos de 8 a 10 vasos de agua al día.

Esta dieta de desintoxicación le proporcionará 1200 calorías y una nutrición sana para eliminar las toxinas de su cuerpo en 24 horas. Puede ayudar a perder alrededor de 600 gramos de peso corporal y, si se sigue regularmente una vez a la semana, mantendrá su cuerpo saludable y activo.

Desintoxique su cuerpo y construya un fuerte y saludable sistema inmunológico

Un proceso natural por el que atraviesa su cuerpo

La desintoxicación es un proceso natural por el que su cuerpo pasa y que elimina los desechos conocidos como toxinas. En condiciones normales, nuestros cuerpos están diseñados para eliminar estas toxinas a través del hígado, los riñones, el sistema linfático, la piel, etc.

Hay muchas razones por las que la desintoxicación es tan importante

En estos tiempos existe el problema de nuestro medio ambiente químico debido a los contaminantes del aire y del agua. Además está el hecho de que la mayoría de nuestros alimentos se cultivan con pesticidas en un esfuerzo por reducir la infestación de insectos y bacterias, con el fin de producir un mayor rendimiento. Uno sólo necesita ir al supermercado y leer las etiquetas para darse cuenta de la cantidad de colorantes y conservantes que comemos diariamente.

Dé un paso atrás en el tiempo

Si tuvieras que dar un paso atrás en el

tiempo (incluso sólo de 30 a 40 años), te darías cuenta de lo diferente que comíamos entonces. Si no cultivaras tus propios alimentos orgánicos, probablemente habrías ido a tu carnicero diariamente y comprado carne fresca y sin hormonas, y luego habrías ido al mercado a comprar productos frescos y orgánicos.

La palabra "orgánico" probablemente no era algo que se hubiera asociado con la comida en ese entonces. Habrías asociado la palabra con una clase de biología.

Hoy en día carecemos gravemente de nutrientes

El aire que respiramos constantemente está algo contaminado. Bebemos bebidas con alto contenido de fructosa, comemos muchas conservas y consumimos una cantidad increíble de sodio. No estoy diciendo que nunca comamos de esta manera, porque a todos nos gusta complacernos de vez en cuando, pero si comemos una dieta americana normal alta en sal, azúcar y conservantes, y productos enlatados, entonces puede que nos estemos haciendo un mal servicio a nosotros mismos. Es posible que se sienta lleno, pero le faltan muchos nutrientes.

Hay varias cosas que usted puede hacer para deshacer la toxicidad

Es casi imposible estar completamente libre de todos los contaminantes en nuestro medio ambiente, pero cualquier cosa que usted pueda hacer para aliviar su cuerpo de la acumulación de tóxicos y la desnutrición debe ser beneficioso para su salud.

Baños calientes o Sauna

Las limpiezas de hígado y riñón son excelentes, pero si usted no está inclinado a hacer esto, entonces hay otras soluciones... como tomar un baño caliente durante media hora, o sudar toxinas en una sauna.

Limpia

Si usted se siente impulsado a hacer estas limpiezas, entonces asegúrese de haber comido bien y de haber bebido hasta 8 vasos de agua, para que su nivel de azúcar en la sangre no baje y para que se mantenga bien hidratado durante el proceso. No sólo pierde toxinas de esta manera, sino que también pierde agua, sal y potasio, lo que puede hacer que se sienta mareado.

Tés de hierbas

Hay algunos grandes tés de hierbas que usted puede beber de forma regular que también limpian suavemente el cuerpo, hidratan, tienen propiedades antioxidantes, y ayudan a eliminar las toxinas. Es una forma cálida y refrescante de relajarse y hacer el bien al cuerpo.

Jugo de Frutas y Verduras

Jugo de frutas y verduras es una manera fantástica de obtener más nutrientes en el cuerpo, porque usted está manteniendo la integridad de los nutrientes. Si usted está poniendo las verduras en una olla para hervir, entonces usted tendrá pérdida de nutrientes. Esto se llama blanqueamiento y toda la bondad entra en el agua. Si usted cocina demasiado los alimentos y luego tira el agua, entonces sus nutrientes simplemente se fueron por el desagüe, y usted está ingiriendo el resto de la cáscara blanqueada.

Crudo o con zumo es el camino a seguir!

Es aconsejable tomar suplementos que fortalezcan su sistema inmunológico

Debido a que tenemos un suelo deficiente en nutrientes, es aconsejable tomar suplementos que fortalezcan su sistema inmunológico, tales como Q-10, y vitaminas A, D, E, C y B. Los oligoelementos y los electrolitos son necesarios para mantener nuestros sistemas en forma. Evite las bebidas deportivas con alto contenido de azúcar, pero en su lugar obtenga electrolitos de buena calidad en una tienda de alimentos saludables.

Si nada más, entonces por lo menos consiga un buen multivitamínico para tomar todos los días.

¿Te duele la cabeza?, ¿estás cansado?

¿Tiene sobrepeso o está cansado todo el tiempo? ¿Tiene dolores de cabeza, otros dolores y molestias, resfriados y gripe frecuentes, estreñimiento o problemas digestivos, presión arterial alta, síndrome premenstrual, alergias o sensibilidades? ¿Con frecuencia bebe demasiado alcohol, bebe bebidas con cafeína, fuma cigarrillos, usa drogas sin receta o recreativas, o come alimentos rápidos, fritos o refinados?

Desintoxicación para el Rescate

Nuestros cuerpos tienen un sistema de desintoxicación natural (compuesto por el tracto digestivo, el sistema urinario y el hígado) que ayuda a procesar todos los químicos que la vida moderna le arroja. Estas sustancias químicas se denominan "toxinas", son básicamente venenos que tienen efectos nocivos en el cuerpo. No sólo el alcohol y el tabaco están cargados de toxinas; los pesticidas y los aditivos alimentarios, la cafeína y la contaminación también juegan un papel importante.

Beneficios de una dieta de desintoxicación

1. Se cree que las dietas de desintoxicación previenen las enfermedades crónicas, como la artritis, las enfermedades cardíacas y el cáncer.

2. Las personas que prueban una dieta de desintoxicación a menudo descubren que puede mejorar los síntomas de toxicidad como la fatiga, el dolor articular, el dolor de cabeza, el dolor, el síndrome premenstrual, la piel poco saludable, la mala concentración, la ansiedad y la irritabilidad, los resfriados frecuentes, la acidez estomacal, el estreñimiento y los gases.

3. Las dietas de desintoxicación pueden

recomendarse como parte de un plan de tratamiento supervisado para enfermedades crónicas como enfermedades autoinmunes, sensibilidad química múltiple, fibromialgia, síndrome de fatiga crónica, trastornos digestivos, enfermedades cardíacas y artritis.

Consejos para la desintoxicación

➢ Despeje el período de desintoxicación en su diario de cualquier pub, club, restaurante o fiesta. Véalo como una oportunidad para hacer todas esas cosas a las que nunca llegas, como visitar museos y galerías - entonces puedes sentirte doblemente satisfecho al final cuando no sólo estás más sano, sino también más culto.

➢ Beba mucha agua para evitar la deshidratación.

➢ Tome cardo lechoso para optimizar estos beneficios; contiene silimarina, que protege al hígado de daños.

Desintoxicación de la mente y el cuerpo:

Los tratamientos quiroprácticos especiales para los drogadictos han demostrado ser muy exitosos para estabilizar a aquellos que se retiran de las drogas y otras conductas adictivas.

La Desintoxicación Mente-Cuerpo está siendo reconocida por los profesionales científicos y médicos y sus publicaciones en todo el mundo. Los quiroprácticos que utilizan métodos activadores para tratar la mala salud, el dolor e incluso la adicción son buscados por los adictos que desean superar su adicción. El proceso de desintoxicación mente-cuerpo activa el movimiento de forma muy suave - sin estallar los huesos - lo que estimula los receptores de placer del cerebro y afecta las emociones de forma positiva.

Ayuno de jugos

¿Estás estresado por la sobrecarga?

Debido a los alimentos altamente procesados que consumimos y al aire contaminado que respiramos, nuestro cuerpo acumula toxinas. El cuerpo hace todo lo posible para eliminar las toxinas, pero termina estresado debido a la sobrecarga. Los síntomas como dolores de cabeza crónicos, alergias cutáneas, envejecimiento prematuro, etc. comienzan a manifestarse.

¿Qué podemos hacer para ayudar a nuestro cuerpo enfermo? Pruebe el ayuno de jugos, como una manera segura de desintoxicarse!

Se han realizado muchos estudios sobre los efectos beneficiosos del ayuno de los jugos. Podemos aumentar nuestra esperanza de vida, tratar los desequilibrios bioquímicos, reducir nuestros niveles de colesterol, tratar las alergias, el acné, etc.

En el ayuno de zumo, al dar al cuerpo un descanso de la comida y la digestión, el sistema inmunológico puede centrarse en la eliminación de toxinas, con la ayuda de los órganos de eliminación (hígado, páncreas, vesícula biliar, riñones, intestinos, piel, etc.).

Un ayuno prolongado (3 días más)

Durante un ayuno prolongado (más de 3 días), el cuerpo comenzará a quemarse y a digerir sus propios tejidos, por proceso de autolisis, de manera discriminada. Primero descompone y quema aquellas células y tejidos que están enfermos, dañados, envejecidos o muertos (tumores, células mórbidas, abscesos, exceso de grasa, etc.). El estómago se encoge y se vuelve menos ácido.

Entonces, ciertos síntomas de desintoxicación se experimentan, por ejemplo, brotes de acné, fatiga, dolores de cabeza, ya que el cuerpo elimina sus toxinas. Estos síntomas deberían aliviarse y sentiremos un renovado sentido de salud y bienestar!

Usted puede hacer jugo con casi cualquier fruta y verdura que pueda comer cruda

Las verduras que son buenas para hacer jugos incluyen tomates, pepinos, apio y zanahorias.

Las combinaciones de frutas y verduras tienen un sabor delicioso

Por ejemplo, el jugo de manzana y zanahoria hace una buena mezcla. Otra buena combinación es la manzana, el apio y el tomate. En el caso de las cáscaras de frutas y verduras, pélelas, especialmente si sospecha que han sido rociadas. Si puedes usar frutas orgánicas, esto será mucho mejor. Aclarar con agua filtrada o destilada.

¿Cómo Hacer Jugo?

Se recomienda diluir su jugo 50/50 con agua, especialmente si está usando frutas y el jugo es demasiado dulce. Use agua destilada, si es posible, para la dilución.

El jugo tiene que ser preparado fresco!

Recuerde que no puede comprar jugo recién preparado en un supermercado ni ningún jugo que provenga de un paquete, a pesar de lo que dice la etiqueta del paquete. Cualquier jugo en una caja de cartón, lata o botella ha sido tratado térmicamente para su conservación. El jugo debe prepararse fresco! Cuanto más tiempo permanezca fuera el jugo, menos enzimas alimenticias crudas y frescas contendrá. Esto significa que usted puede encontrar una tienda que lo prepare justo antes de beberlo, o puede usar un exprimidor usted mismo.

8 beneficios para el ayuno de jugos

Hay muchos beneficios en los jugos, especialmente si los prepara usted mismo:

8 beneficios del ayuno de zumo

1. Si se bebe fresco, el jugo está lleno de enzimas vivas, lo que ayuda al cuerpo.

2. A diferencia de salir de un paquete, el jugo es fresco y no pasteurizado. La pasteurización tiene sus ventajas, pero ha resultado en alimentos nutricionalmente muertos. Durante la pasteurización, se utiliza calor alto y esto destruye los nutrientes vitales dentro del jugo.

3. Usted consume más verduras al beber que al comer. Como probablemente has experimentado, no siempre es posible comer tantas verduras como te gustaría. Beber jugo de vegetales frescos ayuda a resolver este problema.

4. La digestión y asimilación de los nutrientes vegetales es mucho más fácil. Tu cuerpo es, de hecho, como un exprimidor. Cuando usted come apio, su cuerpo lo digiere extrayendo el jugo para obtener la nutrición. La fibra se elimina a través del colon y las deposiciones. Sin embargo, si usted jugo, usted ya ha extraído el jugo para el cuerpo, lo que facilita su asimilación. Sin embargo, sigue siendo importante comer verduras y frutas enteras, porque también se necesita cierta cantidad de fibra.

5. El ayuno le da descanso a su sistema digestivo. Debido a que los jugos de frutas y verduras frescas requieren poca digestión, se asimilan rápidamente en su cuerpo. La mayor parte del 10% de la energía corporal normalmente involucrada en su asimilación, digestión y eliminación es liberada. ¿El resultado final? Usted siente una sensación de energía renovada después del ayuno.

6. Un ayuno también ayuda a descomponer materiales tóxicos -grasas, células anormales y tumores- y libera tejidos enfermos y sus productos celulares a la circulación para su eliminación.

7. Además, el crecimiento de nuevas células durante el ayuno se estimula y acelera a medida que las proteínas requeridas se vuelven a sintetizar a partir de células descompuestas (durante la autolisis). La lectura de la albúmina sérica, es decir, el nivel de proteína en la sangre, permanece constante y normal a lo largo de su ayuno, ya que su cuerpo utiliza de manera muy inteligente las proteínas y otros nutrientes almacenados cuando es necesario.

8. El ayuno del jugo es un proceso mucho más suave de desintoxicación en comparación con el ayuno en el agua. Para un ayuno de zumo, se debe usar una amplia variedad de frutas y verduras en combinación, ya que es necesario para mejorar la salud durante el ayuno. De esta manera, el cuerpo todavía obtiene sus calorías diarias de los jugos de fácil digestión en comparación con el agua más extrema rápida. Por lo tanto, la liberación de toxinas de las células grasas en un ayuno de jugo es más suave y gradual.

Increíbles recetas de zumos para el ayuno

Todo lo que se requiere además es un exprimidor!

El ayuno de jugo está ganando popularidad como una gran manera de desintoxicarse. Muchas personas están interesadas en eliminar las toxinas de su organismo para poder llevar una vida más saludable. Cuando las toxinas se acumulan en el cuerpo, se sienten lentas y también tienen un sistema inmunológico deficiente. El ayuno de jugos, como método de limpieza, puede ayudar a las personas a lograr una mejor salud y más energía.

Es muy fácil de hacer ya que las frutas son fáciles de obtener y todo lo que se requiere además es un exprimidor.

Si usted es un principiante

Para un principiante al ayuno de jugos, es importante empezar despacio y probarlo por un día. Al ayunar con jugo, usted está limitando su consumo a jugos solamente. Los jugos de frutas tienen un alto contenido de azúcar, así que si usted es diabético o necesita controlar su ingesta de azúcar, debe tener cuidado al intentar ayunar con jugos de frutas. Cualquier persona que esté empezando a ayunar siempre debe hablar primero con su médico. Además, no tome jugo en ayunas por períodos prolongados, como más de 3 días, a menos que su médico esté de acuerdo en que es seguro para usted hacerlo.

Las siguientes páginas son ejemplos de recetas que le pueden ayudar a tener una idea de combinaciones de frutas y verduras para usarlas juntas.

Receta 1: *Combo de Jugo de Vegetales*

Combo de Jugo de Vegetales

2 hojas de acelga

1/2 remolacha

2 ó 3 ramitas de berros

3 zanahorias

1 tallo de apio

Lavar con agua filtrada o destilada; cortar y poner en la licuadora.

Receta 2: *Zumo de zanahoria y manzana*

Jugo de zanahoria y manzana

2-3 Manzanas Verdes

1 zanahoria

Hojas de albahaca fresca

Lavar con agua filtrada o destilada; cortar y poner en la licuadora.

Receta 3: *Zanahoria-Zumo de verduras*

Zanahoria-Zumo Vegetal

Un puñado de hojas de diente de león

1 hoja de col rizada

4 zanahorias

Hojas de menta fresca, albahaca o cilantro

Lavar con agua filtrada o destilada; cortar y poner en la licuadora.

Receta 4: Jugo de Durazno

Jugo de Durazno

2 o 3 melocotones

Lavar con agua filtrada o destilada; cortar y poner en la licuadora.

Hay muchos tipos diferentes de ayuno con zumo. Algunas dietas requieren jugos de frutas, mientras que otras utilizan menos jugos de vegetales azucarados.

Usted siempre puede venir con su propia combinación única de recetas de dieta de jugos de frutas y vegetales!

¿Cómo prevenir el cáncer a través de una dieta de desintoxicación?

El cáncer es muy común hoy en día

Puede ser un ser querido, un pariente o su vecino de al lado, que tiene cáncer y ahora está tratando desesperadamente de encontrar una cura para el cáncer. Encontrar una cura cuando uno ya está diagnosticado con cáncer es definitivamente más difícil y desgarrador que adoptar buenos hábitos de prevención del cáncer en primer lugar. Aprender a prevenir el cáncer es una necesidad para todos porque el cáncer no discrimina, cualquiera puede contraerlo.

Para tratar y prevenir el cáncer, se están lanzando nuevas ideas todos los días

Pero todas ellas se basan en llevar un estilo de vida saludable. Seguir una dieta de desintoxicación es una nueva forma de prevención del cáncer que realmente ha despegado.

Prevenir el cáncer es posible si mantiene su cuerpo sano y libre de toxinas

Comer saludablemente es siempre aconsejable, sin importar la enfermedad contra la que se esté luchando. La razón de esto es que los alimentos saludables contienen vitaminas y tienen propiedades que hacen que su cuerpo funcione mejor. Un cuerpo que funciona correctamente y a un nivel eficiente se mantiene más saludable.

Ejercicio

Eso nos lleva al ejercicio. El ejercicio ayuda a su cuerpo a quemar grasa y mantiene sus músculos tonificados. También ayuda a que el corazón y los pulmones funcionen mejor, lo que permite que la sangre fluya mejor y mantiene los desechos en movimiento a través del cuerpo de manera adecuada. Mantener un estilo de vida saludable prepara su cuerpo para estar saludable.

Una dieta de desintoxicación

Una dieta de desintoxicación ayuda a los órganos de su cuerpo a trabajar a su nivel óptimo y sin obstrucciones. Ayuda a eliminar las toxinas del cuerpo y a eliminar los desechos de manera más eficiente. Un programa de desintoxicación usualmente involucra mucha fibra y agua, y le da un descanso a los órganos de su cuerpo. La fibra ayuda a su cuerpo a eliminar los desechos, lo que libera su sistema para digerir mejor los alimentos.

Esto, a cambio, te da más energía. El agua tiene un efecto general en sus niveles de energía y en el funcionamiento de su cuerpo. En lugar de dejar que los desechos se acumulen y causen muchos problemas, la dieta de desintoxicación elimina los desechos de su cuerpo y libera su colon. En pocas palabras, la dieta de desintoxicación permite que su colon vuelva a trabajar y que su colon funcione de manera óptima una vez más. Un colon que no está funcionando sólo puede resultar en cáncer.

No se conocen todas las causas del cáncer, pero tomarse el tiempo para estar más saludable en la prevención del cáncer puede hacer mucho por su salud y su futuro.

¿Cuáles son los efectos secundarios de una desintoxicación?

Nuestros cuerpos son capaces de desintoxicar sustancias químicas sin ayuda

Sin embargo, muchos expertos creen que el enorme número de productos químicos que ingerimos diariamente a través de los alimentos, el agua y el medio ambiente, puede acumularse.

Carga Tóxica o Carga Corporal

La acumulación, llamada carga tóxica o carga corporal, puede abrumar la capacidad del cuerpo para desintoxicarse y puede llevar a un desequilibrio hormonal, deficiencia nutricional y metabolismo ineficiente.

¿Cuáles son los posibles efectos secundarios de una dieta de desintoxicación?

Algunas personas pueden experimentar dolor de cabeza, acné, pérdida de peso o fatiga durante una desintoxicación. Estos síntomas suelen disminuir después de unos días. Por esta razón, muchas personas se toman tiempo fuera del trabajo para comenzar una desintoxicación o comenzar la dieta un viernes por la noche.

Reemplace sus vicios más grandes con alternativas más saludables

Recuerde que sus órganos se beneficiarán de cualquier tipo de descanso, por lo que siempre puede optar por una opción intermedia en la que reemplazar sus vicios más grandes con alternativas más saludables.

Efectos secundarios de la desintoxicación

1. Muchas personas experimentan dolores de cabeza al principio de una desintoxicación a medida que su cuerpo se va adaptando a la dramática reducción de sus venenos diarios. Es por eso que vale la pena cortar los vicios principales lentamente antes de empezar;

2. Su energía puede disminuir antes de que se levante, así que vale la pena comenzar el programa un fin de semana para que su cuerpo se adapte. Beba Bebidas con Cafeína? La mayoría de los americanos lo hacen. Y con el estrés de nuestra sociedad, es difícil no hacerlo.

Incluso si usted no está listo para dejar de fumar para siempre, una desintoxicación en primavera y otoño puede darle a su hígado la oportunidad de descansar de la desintoxicación de toda esa cafeína todos los días, y eso puede tener tremendos beneficios físicos en términos de más energía, mejor sueño y reducción del estrés.... lo cual, a su vez, también puede hacer posible reducir significativamente la cafeína después de su desintoxicación.

Fruta fresca

Disfruta de toda la fruta fresca. Otra vez... ¡con cuidado con la toronja! Un compuesto en la toronja llamado naringina puede inhibir significativamente las enzimas de desintoxicación hepática y debe evitarse durante las dietas de desintoxicación.

Conclusión: Salud económica

¿Graves problemas socioeconómicos?

¿Puede decirme cuál es el problema más común al que se enfrentan los jóvenes estadounidenses hoy en día?

Bueno, la mayoría de ustedes se llenarán el cerebro de graves problemas socioeconómicos, mientras que en realidad es la salud degenerada de la generación actual la que se ha convertido en motivo de preocupación, no sólo entre las autoridades médicas, sino también entre los científicos sociales. Las similitudes son aterradoras.

Degeneración de la salud en los EE.UU.

Usted podría estar preguntándose por qué molesta a los científicos sociales, porque el deterioro de la salud general de los estadounidenses promedio está directamente relacionado con su estilo de vida acelerado. Agarrar hamburguesas mientras corre y lavarlas con botellas de refrescos - ¡qué síndrome tan triste! Y se ha convertido en sinónimo de nuestras características nacionales.

Los efectos nocivos de sobrevivir en la comida chatarra

Sólo trate de recordar a cuántas personas obesas se enfrenta cada día de camino a su lugar de trabajo, y podrá ver por sí mismo los efectos dañinos de sobrevivir en la comida chatarra. El aumento de peso excesivo, el letargo, el estreñimiento... los nombra y los incluye a todos en la lista de impactos que la comida chatarra tiene en nuestra salud y en nuestras vidas.

Todos somos humanos, y en ocasiones simplemente anhelamos una comida como ésta. Casi hemos sido culturalmente entrenados para comer de esta manera! A medida que usted vuelva a entrenar sus hábitos, casi puedo garantizarle que estos antojos desaparecerán. Una de las principales razones por las que muchas personas comen de esta manera es por la conveniencia, y todos llevamos una vida tan ocupada. Inspeccione sus prioridades!

El atiborrarse de comida chatarra y un hábito alimenticio que es bajo en fibra y humedad en realidad llena nuestro sistema interno de toxinas y cuando el colon se obstruye con materia fecal impactada durante años, las toxinas no pueden ser eliminadas de nuestro sistema, añadiendo más lesiones a nuestra salud que se manifiestan en estos trastornos físicos y mentales.

La importancia de la desintoxicación de colon

Ahora usted puede entender la importancia de la desintoxicación del colon. La desintoxicación es un proceso para eliminar las toxinas primero del colon y luego de todo el cuerpo, o neutralizarlas o transformarlas.

Los desechos impactados del colon son expulsados del cuerpo en el proceso. La desintoxicación de colon significa la limpieza del colon para eliminar las capas endurecidas de placas mucoides del colon. Cualquier programa de desintoxicación de nuestro cuerpo comienza con la limpieza del colon y eso no es sin razón.

El colon es el último punto en el sistema de procesamiento de alimentos de nuestro cuerpo. Por lo tanto, si este órgano permanece lleno de desechos, cualquier intento de desintoxicación de otros órganos como el riñón o el hígado será en vano, ya que las toxinas generadas allí serán recicladas de nuevo en su sistema. Y entonces su sistema se verá amenazado por complicaciones aún más graves... como el cáncer o el fracaso del sistema inmunológico.

Sin embargo, no se asuste porque usted siente que su colon no está en su estado adecuado de buena salud! En realidad hay un gran trato que puedes hacer para cambiarlo para mejor. Varios métodos probados a lo largo del tiempo de desintoxicación de colon puede ayudarle a volver a su estado de salud anterior y ayudarle a... Disfrute de la vida al máximo.

La limpieza regular del colon

Enema, suplemento herbario, limpiadores de colon a base de oxígeno, irrigación de colon....usted puede beneficiarse de un número de sofisticadas técnicas de limpieza de colon. Recuerde, el programa de desintoxicación de su cuerpo comienza en su colon y una limpieza regular del colon asegura un bienestar general.

Comida rápida y batidos de leche

Por lo tanto, la próxima vez que te atiborres de un joven que se atiborre de comida rápida y batidos de leche (isí, incluso si TÚ eres el culpable y le has suministrado todas estas "golosinas"), infórmale sobre sus efectos dañinos, así como sobre las ventajas de la desintoxicación del colon para deshacerse de los daños que ya ha hecho a su sistema. Los niños y jóvenes que crecen conociendo los hechos de la salud acerca de los alimentos son mucho más propensos a cuidar de sus cuerpos incluso cuando están fuera de casa, lejos de su ayuda e instrucción, y tomando decisiones en un mundo presionado por sus compañeros.

Sólo recuerde que todo no sucederá de la noche a la mañana y que tomará tiempo antes de que usted vea un cambio en su vida para mejor.

Ahora sí, te deseo lo mejor en tus resultados, y recuerda, todo es práctica; no te sirve de nada la teoría sin acción.

Lleva a la vida real todo lo que aprendes.

Un fuerte abrazo, tu amiga, Jessy!

Por cierto, cuando logres conseguir tus resultados poco a poco, te recomiendo mucho, si deseas aprender mucho más acerca de metodos de desintoxicación, te recomiendo mucho, el libro de un gran amigo mio, sobre la "DESINTOXICACIÓN DEL TÉ ROJO PARA PERDER PESO", es un libro que estoy segura de que te ayudara mucho en tu camino de la "buena salud". Sin más dilación, puedes encontrarlo en el buscador de Amazon, como: "Desintoxicación del té rojo para perder peso" ó buscando su nombre, como: "Agustin R. Ruiz"... Una vez más te deseo éxito en tus resultados!

www.ingramcontent.com/pod-product-compliance
Lightning Source LLC
Chambersburg PA
CBHW071234240726
48654CB00009B/1040